MÉMOIRE

SUR LES

ABCÈS BLENNORRHAGIQUES

MÉMOIRE

SUR LES

ABCÈS BLENNORRHAGIQUES

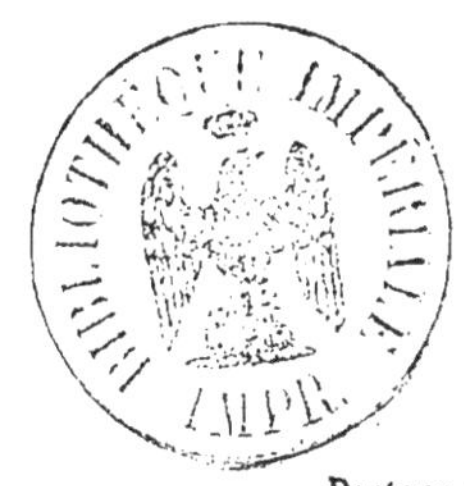

PAR

Ch. HARDY

Docteur en médecine de la Faculté de Paris,
Ancien interne des hôpitaux et hospices civils de Paris,
Membre honoraire de la Société médicale d'observation,
Membre titulaire de la Société médicale de l'Élysée,
Ancien interne de l'hôpital des Vénériens de Paris.

Trois planches, gravées sur bois
PAR U. FOURNIER

PARIS
A. PARENT, IMPRIMEUR DE LA FACULTÉ DE MÉDECINE
31, RUE MONSIEUR-LE-PRINCE, 31

1864

AVANT-PROPOS

Sous le nom d'abcès blennorrhagiques, nous avons rassemblé dans ce mémoire toutes les collections purulentes qui peuvent se développer à la suite de l'écoulement contagieux de l'urèthre. Ces abcès sont nombreux et encore peu connus ; à l'exception des phlegmons péri-uréthraux, la plupart des variétés d'abcès que nous décrirons sont à peine mentionnés dans les auteurs.

Nous nous sommes proposé dans ce travail de montrer le mode de développement, le siége différent, la marche et la terminaison, ainsi que le traitement qui est propre à chaque espèce ; nous nous sommes basé sur les observations nombreuses que nous avons recueillies à l'hôpital des Vénériens sous les yeux de notre excellent maître M. le Dr Ricord, dont nous aurons souvent à reproduire les opinions.

Pour éviter les répétitions et les détails anatomiques à propos de chaque variété d'abcès en particulier, nous avons fait précéder notre description par quelques notions d'anatomie et de physiologie générale sur l'urèthre et les glandes uréthrales. Nous avons omis à dessein de parler des suppurations du testicule et de la prostate qui auraient pu être comprises dans ce travail; mais leur étude nous aurait entraîné dans des détails qui auraient dépassé les limites que nous avions assignées à ce mémoire. Les abcès du testicule sont du reste décrits assez longuement dans notre thèse inaugurale (1).

(1) *Des Inflammations du testicule*, 1860. 2 planches.

MÉMOIRE

SUR LES

ABCÈS BLENNORRHAGIQUES

Généralités

Le canal de l'urèthre est un conduit qui fait suite à la vessie et qui occupe toute la longueur de la verge. Il est tapissé à l'intérieur par une membrane muqueuse qui se continue avec la muqueuse vésicale et se termine en avant au méat urinaire, où elle se confond avec la muqueuse du gland et du prépuce.

Cette membrane présente à sa surface interne ou libre un grand nombre de plis qui s'effacent pendant l'érection, et des orifices qui sont les ouvertures des follicules et des conduits des glandes de l'urèthre.

L'épithélium de la muqueuse se prolonge dans les conduits excréteurs des glandes et les tapisse; ce qui nous explique la facilité avec laquelle l'inflammation uréthrale se propage aux glandes dont les conduits ont une certaine dimension, comme les canaux déférents par exemple, et la possibilité de cette propagation aux autres glandes plus petites.

Cette muqueuse qui est le siége primitif de la blennorrhagie est doublée à l'extérieur par des tissus très-différents, suivant les régions traversées par l'urèthre. Immédiatement après son origine au col de la vessie, elle est entourée par le tissu de la prostate avec lequel elle contracte des adhérences intimes, ce qui rend compte des inflammations de cette glande dans les blennorrhagies intenses. Au sortir de la prostate, elle traverse le périnée et se trouve recouverte d'une couche mince de tissu musculaire (muscle de Wilson), qui la sépare d'un tissu cellulaire lâche très-abondant, dans lequel se trouve le corps des glandes de Cowper ou de Méry. Enfin, dans la portion pénienne, la muqueuse a des rapports plus importants encore à connaître pour le sujet qui nous occupe. Elle est entourée dans toute son étendue d'une mince couche de tissu érectile, et est située dans l'espèce d'angle formé par l'accolement des deux corps caverneux auxquels elle est fixée par des adhérences intimes, sans intermédiaire de tissu cellulaire.

La moitié environ de la circonférence de l'urèthre dépasse en bas la gouttière caverneuse et se trouve libre sous la peau qui glisse sur elle par l'intermédiaire d'un tissu cellulaire à mailles très-larges, au milieu duquel plongent les culs-de-sac des glandes de Morgagni et les corps des glandes uréthrales.

Tout à fait en avant, dans cette portion du canal qu'on nomme fosse naviculaire, l'urèthre présente une vascularité plus grande, des follicules plus développés, une épaisseur plus petite, et est séparé de la muqueuse du prépuce par un tissu cellulaire plus abondant et moins serré que partout ailleurs; autant de circonstances qui nous serviront à expliquer la fréquence des abcès phlegmoneux dans cette région.

Nous n'entrerons pas dans de longs détails de structure qui n'auraient aucun rapport avec notre sujet, nous voulons seulement rappeler en passant que la circulation lymphatique de la muqueuse uréthrale se compose d'un réseau capillaire extrêmement riche, qui aboutit à des troncs principaux, qui vont se jeter dans les gros troncs de la face dorsale du pénis. Parmi ces gros vaisseaux lymphatiques, ceux qui accompagnent les veines dorsales de la verge sont souvent le siége d'une inflammation consécutive à la blennorrhagie.

D'autres troncs encore assez volumineux serpentent à la face inférieure de l'organe, de chaque côté du canal excréteur de l'urine; nous avons vu ces vaisseaux devenir variqueux et affectés de fistules lymphatiques. — Tous ces vaisseaux vont aboutir aux ganglions inguinaux.

Revenons maintenant aux follicules et aux glandes uréthrales.

Les glandes de Littre ou lacunes de Morgagni, considérées longtemps comme des follicules en forme de cul-de-sac, ont été rangées par MM. Robin et Verneuil parmi les glandes en grappe. Ce sont des petites glandes qu'on trouve dans toute la longueur de l'urèthre, mais surtout dans la portion spongieuse et au niveau de la fosse naviculaire. Elles se composent d'un canal principal, de 2 à 12 millimètres de longueur, terminé en cul-de-sac, dans lequel viennent s'ouvrir de chaque côté et au fond d'autres petits culs-de-sac. Le conduit principal s'ouvre à la surface de la muqueuse obliquement d'avant en arrière ; quelques glandes ont leur orifice dirigé en sens inverse, et un certain nombre s'ouvrent latéralement.

Dans l'état normal l'orifice de ces glandes est à peine visible à l'œil nu, quoïque assez dilatable pour admettre l'extrémité d'un stylet fin. Mais, par suite de l'inflammation blennorrhagique, ces orifices se dilatent considérablement, et dans certains cas cette dilatation est tellement prononcée dans la région spongieuse, que la muqueuse prend un aspect aréolaire. Cet état pathologique, déjà signalé par Hunter, a été depuis bien démontré anatomiquement : M. le Dr Voillemier possède, dans sa magnifique collection de pièces d'anatomie pathologique des organes génitaux, plusieurs exemples remarquables de cette dilatation des follicules de Morgagni.

La disposition et la fréquence de ces lésions dans la blennorrhagie nous serviront pour expliquer le mécanisme de la formation des abcès folliculaires.

Ces glandes sécrètent un liquide muqueux, épais, qui se concrète facilement; ce liquide sert à lubréfier la muqueuse et à faciliter son allongement dans l'érection. — Elles sont constituées par une enveloppe fibreuse tapissée intérieurement par une mince co che d'épithélium pavimenteux qui fait suite à celui qui recouvre la muqueuse de l'urèthre.

Glandes de Cowper ou de Méry. Ces glandes, qui ont été aussi appelées bulbo-uréthrales, petites prostates inférieures, glandes accessoires de la prostate, sont des glandes en grappe, situées de chaque côté de la ligne médiane du périnée, en arrière du bulbe, au-dessous de la portion membraneuse de l'urèthre et au devant de la glande prostate. Elles sont pourvues chacune d'un canal excréteur qui rampe sous la muqueuse d'arrière en avant dans l'étendue de 1 millimètre environ et qui vient s'ouvrir au devant du *verumontanum*. — Ces deux glandes, qui ont chez l'homme le volume d'un pois et une coloration rougeâtre, sont situées dans l'épaisseur du périnée, au devant de la ligne biischiatique et recouverte par quelques fibres du muscle de Wilson. — Lorsqu'elles sont hypertrophiées ou tuméfiées par suite de l'inflammation, elles restent longtemps cachées dans l'épaisseur du périnée, et ce n'est que lentement qu'elles viennent former une tumeur à l'extérieur sur un des côtés du raphé. Leur structure est celle de toutes les glandes en grappe, elles sont composées d'un certain nombre de granulations qui s'ouvrent dans un conduit principal. Il est utile de noter aussi qu'elles sont enveloppées par une atmosphère très-épaisse de tissu cellulaire, qui joue un rôle très-important dans les abcès de ces glandes. Elles sécrètent une assez grande quantité de liquide muqueux, filant, et transparent, assez semblable à de l'albumine, qui servirait, suivant quelques auteurs, à lubréfier la muqueuse et à faciliter sa distension pendant l'érection.

Ces notions anatomiques étant connues, il est facile de comprendre le mécanisme de la formation des abcès blennorrhagiques.

L'inflammation de l'urèthre par contagion présente des variétés très-grandes d'intensité, suivant une foule de circonstances qui dépendent de la constitution du malade, du régime, de la propreté, et surtout de la manière dont le traitement a été observé.

Chez tel malade qui aura suivi un régime convenable et un traitement bien ordonné, généralement la blennorrhagie sera bénigne ; chez tel autre qui aura continué de se livrer à des excès ou qui aura suivi irrégulièrement son traitement, ou qui se sera servi de remèdes contre-indiqués, l'inflammation prendra un accroissement considérable.

D'abord limitée à la couche superficielle de la muqueuse, la phlegmasie envahira le derme, puis le tissu érectile, la chaudepisse sera cordée : cet état suraigu peut durer quelques jours et décroître sous l'influence de moyens convenables; mais quelquefois aussi l'inflammation augmente, franchit les limites de l'urèthre, et se propage au tissu cellulaire péri-uréthral, il en résulte des phlegmons plus ou moins étendus. Mais, comme en général l'uréthrite n'a pas partout la même intensité ; qu'elle a pour certaines régions une espèce de prédilection, c'est dans ces points, presque toujours, que les phlegmons se développent.

Chez quelques malades la blennorrhagie tout en augmentant d'intensité ne gagne pas en profondeur, mais donne lieu à une angioleucite qui se propage à tout le réseau lymphatique de la verge et du prépuce et aux ganglions de l'aine.

Cette angioleucite blennorrhagique présente deux variétés bien distinctes : 1° Elle affecte seulement les gros lymphatiques du dos de la verge, c'est la lymphite proprement dite ; on trouve sur la peau deux ou plusieurs traînées rouges qui occupent les côtés de la ligne médiane, suivent le trajet des veines dorsales du pénis ; ces traînées correspondent à deux cordons durs et noueux qu'on sent sous la peau ; ce sont les lymphatiques enflammés. C'est cette lymphite qui a été pendant longtemps confondue avec la phlébite de la verge, maladie très-rare.

2° D'autres fois l'angioleucite prend la forme érysipélateuse ; l'inflammation occupe tout le réseau lymphatique du prépuce et de la peau du pénis, il en résulte des suppurations plus ou moins diffuses des parties qui sont le siége de la phlegmasie.

Dans l'une et l'autre forme, on trouve les ganglions inguinaux plus volumineux, douloureux et enflammés. Il se développe quelquefois dans l'aine de véritables bubons blennorrhagiques. L'inflammation ganglionnaire n'est pas cependant nécessairement précédée d'une lésion appréciable des vaisseaux lymphatiques. On voit souvent des adénites suppurées à la suite de la blennorrhagie sans qu'on puisse saisir aucune trace de phlegmasie dans les vaisseaux.

Si, au lieu de suivre cette marche ascendante, la blennorrhagie reste à l'état subaigu ou passe à l'état chronique, si en un mot la secrétion morbide dure longtemps, il peut arriver que l'inflammation pénètre dans les conduits excréteurs des glandes ou des follicules et qu'elle y détermine de la suppuration.

Cette propagation de la blennorrhagie est rare dans les petites glandes de l'urèthre. Dans les follicules de Morgagni, elle amène quelquefois l'oblitération de l'orifice folliculaire ; il en résulte que la matière sécrétée par le follicule s'accumule peu à peu dans l'enveloppe glandulaire, qu'elle dilate progressivement pour former ces petites tumeurs de l'urèthre que nous décrirons sous le nom d'abcès folliculaires.

Les abcès blennorrhagiques peuvent être divisés en deux classes : 1° ceux qui ont pour siége le tissu cellulaire et les ganglions, ce sont les abcès phlegmoneux : ils sont symptomatiques d'une inflammation suraiguë de l'urèthre ; 2° ceux qui siégent dans les glandes ou les follicules, abcès glandulaires ; ils surviennent dans les blennorrhagies chroniques ou dans celles qui récidivent facilement ; généralement ils sont dus à l'insuffisance du traitement.

Ces deux classes comprennent plusieurs variétés, comme on peut le voir par le tableau suivant.

A. ABCÈS PHLEGMONEUX....	1° Péri-uréthraux..	Du bulbe.
		De la fosse naviculaire.
	2° Érysipélateux..	Diffus.
		Circonscrits.
	3° Ganglionnaires, bubons blennorrhagiques ou d'irritation.	
B. ABCÈS GLANDULAIRES.......	1° Des glandes de Cowper (cowperite.)	
	2° Des follicules de Morgagni, abcès ou kystes folliculaires suppurés.	

PREMIÈRE CLASSE

ABCÈS PHLEGMONEUX

1° Phlegmons péri-uréthraux.

Parmi les abcès consécutifs à la blennorrhagie, les phlegmons péri-uréthraux sont les plus fréquents. Ce sont aussi ceux qui ont été le mieux étudiés. — Ils siégent dans le tissu cellulaire qui double la portion pénienne de l'urèthre; ils sont situés au-dessous de ce canal : on peut les observer dans tous les points intermédiaires au gland et au bulbe, mais ils sont beaucoup plus fréquents au niveau du frein, au-dessous de la fosse naviculaire et au devant du bulbe. — Nous avons cherché la cause de leur fréquence plus grande dans ces deux points, et nous croyons l'avoir trouvée dans l'intensité plus grande de la phlegmasie uréthrale dans ces deux endroits du canal. — C'est en effet dans la fosse naviculaire que la blennorrhagie commence, c'est là que la douleur se fait sentir tout d'abord, c'est aussi dans ce point qu'elle persiste le plus longtemps; d'un autre côté, lorsque la phlegmasie fait des progrès, du dixième au quinzième jour à partir du début de l'écoulement, le malade accuse une vive douleur au niveau du bulbe, douleur qui s'exaspère les jours suivants et qui ne cesse qu'avec les symptômes inflammatoires. — La partie intermédiaire du canal a été parcourue par la blennorrhagie, pour ainsi dire à l'insu du malade.

Il semble donc rationnel d'admettre une certaine corrélation entre le siége de la douleur, c'est-à-dire de l'inflammation uréthrale plus profonde, et le développement des phlegmons péri-uréthraux. La disposition anatomique de la région est en outre très-favorable au développement de ces collections purulentes. — On trouve dans ces deux endroits autour du canal une plus grande quantité de tissu cellulaire à mailles moins serrées que partout ailleurs.

Ces phlegmons, quel que soit leur siége, ont entre eux des symptômes communs et des caractères propres. Ils ont pour cause commune une blennorrhagie très-intense, mal soignée ou traitée par des moyens intempestifs : ou bien ils se déclarent chez des malades qui se livrent à des excès, qui se fatiguent ou qui ont employé des injections caustiques, dans le but de faire cesser un écoulement déjà très-abondant et très-douloureux.

Le développement de ces abcès est très-rapide; généralement ils sont déjà fluctuants lorsqu'on est appelé à les examiner pour la première fois. Ils sont pourtant précédés de symptômes qui permettent de soupçonner leur apparition prochaine. — Mais chez la plupart des malades ces prodromes sont confondus avec les symptômes qui appartiennent à la blennorrhagie et passent inaperçus.

Cependant, en interrogeant les malades avec soin, on apprend que l'abcès a été précédé par une douleur fixe en un point circonscrit de la verge, dans une des régions que nous avons indiquées comme étant le siége ordinaire des phlegmons péri-uréthraux. Cette douleur devient très-vive et augmente par la pression. On trouve un peu d'empâtement ou de dureté dans le point correspondant, mais la peau a conservé sa coloration normale. Au bout de vingt-quatre ou de quarante-huit heures la tuméfaction devient évidente, et on peut déjà quelquefois trouver de la fluctuation.

En même temps que la tumeur se développe à l'extérieur, elle repousse la muqueuse uréthrale et fait dans le canal une saillie plus ou moins considérable, qui fait obstacle au passage de l'urine et peut même devenir la cause d'une dysurie complète.

Ce dernier accident est beaucoup plus fréquent dans les phlegmons qui avoisinent le bulbe que dans ceux de la fosse naviculaire. — En même temps que ces symptômes locaux, on observe quelquefois des troubles généraux, de la fièvre, des frissons, de l'inappétence, etc.

Les abcès de la région bulbaire sont les plus volumineux; ils sont presque toujours situés sur la ligne médiane et occupent toute la face inférieure du canal, au-dessous duquel ils forment une tumeur arrondie, qui peut atteindre le volume d'une moitié d'œuf. — Cette tumeur présente, du reste, des différences de forme très-notables, suivant les cas : ordinairement elle est limitée et forme un bourrelet qui occupe la moitié inférieure de la verge : d'autres fois elle est aplatie et diffuse, elle se prolonge en avant jusque vers la partie moyenne de la région pénienne, et en arrière sous la racine des bourses.

La peau qui recouvre l'abcès a rarement une coloration violacée, comme dans les abcès phlegmoneux des autres régions.

Les abcès de la fosse naviculaire présentent quelques particularités ; ils sont situés ordinairement sur un des côtés du frein et sont recouverts par la muqueuse du prépuce ou du frein. — Ils sont moins volumineux que les précédents, ils ne dépassent guère les dimensions d'une aveline ou d'une cerise ; leur forme est arrondie, quelquefois ils sont bilobés, c'est-à-dire que, développés sur la ligne médiane dans le tissu cellulaire qui double le repli muqueux qui constitue le frein, ils font un relief de chaque côté de cette bride.

Ces abcès se forment encore plus rapidement que les précédents et ils sont remarquables par leur grande fluctuation.

La marche des phlegmons péri-uréthraux est à peu près la même. Quel que soit leur siége, ils ont une grande tendance à détruire la paroi correspondante du canal et à s'ouvrir dans l'urèthre, accident très-sérieux qu'il faut se hâter d'éviter en les ouvrant de bonne heure. Si on n'a pas pris cette précaution et que l'abcès se soit fait jour dans le canal, le pus s'écoulera par le méat en même temps que le muco-pus blennorrhagique; la tumeur s'affaissera, la tension disparaîtra, les douleurs cesseront, et le malade se sentira soulagé; mais ce moment de répit n'est pas de longue durée, car la première fois que le malade urinera, le liquide pénétrant par l'ouverture de l'abcès viendra remplacer le pus et causera des douleurs vives : si alors le chirurgien n'intervient pas immédiatement, l'urine pourra s'infiltrer dans le tissu cellulaire qui double la peau de la verge et des bourses, et produire tous les accidents qu'on observe à la suite de ces sortes d'infiltrations, c'est-à-dire des abcès urineux et la gangrène de la peau.

Lorsque l'abcès s'ouvre à l'extérieur, et que néanmoins il y a communication de son foyer avec le canal, il en résulte une fistule urinaire. — Il est facile de comprendre, d'après ce qui précède, l'importance de ces abcès et leur gravité. Ceux qui avoisinent le gland et qui sont recouverts par la muqueuse sont moins graves, parce qu'ils s'ouvrent plus facilement à l'extérieur et qu'ils perforent moins souvent le canal ; mais si cette perforation avait lieu, elle aurait pour conséquence la formation d'un hypospadias accidentel très-difficile à guérir.

Traitement. — On peut employer au début les moyens ordinaires, les antiphlogistiques, les émollients, les résolutifs; mais il ne faut jamais compter sur la résolution de ces abcès. — Il faut toujours se rappeler que la suppuration est la terminaison fatale des phlegmons péri-uréthraux, et ne pas perdre de vue les accidents graves auxquels elle peut donner lieu. — Règle générale, il faut ouvrir ces abcès dès qu'on soupçonne que le pus est réuni en foyer; il vaut mieux les ouvrir trop tôt que d'attendre que la fluctuation y soit évidente. On maintiendra l'ouverture béante jusqu'à ce que l'abcès soit complétement vidé.

Si le pus s'est frayé un passage dans le canal, il faut se hâter de faire une contre-ouverture à la peau, afin d'éviter l'infiltration d'urine. —Dans ces cas, il reste après la guérison du foyer purulent une fistule urinaire que l'on traitera par les moyens ordinaires, dès que l'écoulement sera entièrement guéri.

2° Abcès érysipélateux.

Nous désignerons sous ce nom les collections purulentes qui succèdent à l'angioleucite consécutive à la blennorrhagie aiguë. — C'est principalement chez les sujets affectés d'uréthrite intense compliquée de balanite ou de balano-posthite ulcéreuse que l'on observe l'inflammation des lymphatiques. Cette inflammation peut se manifester sous deux formes, suivant qu'elle envahit le réseau lymphatique capillaire (angioleucite réticulaire, diffuse ou érysipélateuse), ou qu'elle est limitée aux principaux troncs qui se rendent aux ganglions (lymphite proprement dite).

L'angioleucite érysipélateuse envahit rapidement tout le limbe du prépuce, qui devient rouge et douloureux en même temps qu'il s'œdématie et devient plus pesant. — Cet œdème actif donne à la verge la forme d'un battant de cloche ou d'une massue, occasionne des troubles considérables dans les fonctions de l'organe. Le premier effet du gonflement est de rétrécir l'orifice du prépuce et d'empêcher de découvrir le gland; chez les sujets qui ont le prépuce long et étroit, chez ceux surtout qui sont affectés de phimosis congénital, il devient une cause de rétention d'urine.

L'angioleucite est ordinairement limitée au prépuce, et c'est à peine si on trouve quelques traînées rosées qui sillonnent le fourreau de la verge; mais dans certains cas, très-rares à la vérité, elle s'étend à toute la peau du pénis, qui prend alors des proportions énormes et devient le siége de douleurs atroces. — Ces inflammations étendues s'accompagnent toujours d'une réaction générale vive; les malades ont des frissons, de la fièvre, de l'inappétence, souvent même du délire.

Dans la lymphite ordinaire, les symptômes sont beaucoup moins graves, il n'y a pas d'accidents généraux, les symptômes locaux sont eux-mêmes presque insignifiants. On observe quelques traînées rouges un peu sensibles au toucher, qui partent du prépuce et se dirigent vers le pubis. Dans les cas les plus sérieux, les traînées rouges sont réunies entre elles par des plaques érythémateuses de 1 ou 2 centimètres carrés qui correspondent aux anastomoses des lymphatiques; au niveau de ces plaques, et sur le trajet des traînées rouges que nous avons signalées, la peau est épaissie et infiltrée. Dans certains cas, toute la verge est œdématiée; mais alors c'est un œdème passif, non douloureux, causé par la gêne de la circulation lymphatique.

Dans les deux formes de lymphite que nous venons de citer, les ganglions inguinaux sont plus ou moins tuméfiés et sensibles au toucher.

Lorsque l'angioleucite présente dès son début une grande intensité, qu'elle marche rapidement et qu'elle résiste à tous les moyens dirigés contre elle; lorsqu'en même temps la blennorrhagie reste à l'état aigu, il faut redouter la formation des abcès érysipélateux. Si l'angioleucite occupe le réseau des lymphatiques capillaires sous-cutanés, les abcès suivent souvent la marche du phlegmon diffus, et se terminent comme lui par la gangrène de la peau. — On comprend tout le danger que peut occasionner une pareille terminaison, surtout lorsque la maladie a pour siége les organes génitaux. — Il faut avouer toutefois que ces cas graves sont heureusement très-rares. — Le plus ordinairement, la lymphite se termine par résolution ou ne laisse après elle que des petits abcès circonscrits.

Lorsque l'angioleucite se termine par la formation d'un phlegmon diffus, c'est presque toujours le prépuce qui en est le siége; quelquefois aussi, mais très-rarement, l'inflammation se propage au tissu cellulaire qui double le fourreau de la verge. Ces phlegmons ont une grande tendance à détruire la muqueuse du prépuce et à se vider du côté du gland; le pus s'écoule au dehors en même temps que celui de la balano-posthite.

Lorsque l'abcès est vidé, le prépuce revient sur lui-même, la tension disparaît, les douleurs cessent, et l'on constate que la peau est très-amincie au niveau du foyer : dans certains cas, cet amincissement est tel que cette membrane a perdu sa vitalité et tombe en gangrène. Il en résulte une perforation au fond de laquelle on aperçoit le gland. Cette perte de substance se répare en général assez facilement; mais il reste une difformité gênante qui souvent oblige à recourir à une opération. Cet accident n'est pas le seul auquel les abcès érysipélateux du prépuce exposent; un des plus communs et des moins graves, c'est un œdème dur, limité à la partie du prépuce qui correspond au frein, qui persiste pendant très-longtemps après la guérison de l'abcès. Chez d'autres malades, le pourtour de l'ouverture de l'abcès s'indure, et il devient difficile de découvrir le gland. Enfin, chez les sujets déjà prédisposés au phimosis, il reste une étroitesse plus grande du limbe du prépuce ou une induration de tout ce replis.

Lorsque la lymphite est simple et limitée aux gros vaisseaux du dos de la verge, le tissu cellulaire qui entoure les lymphatiques malades participe plus ou moins à la phlegmasie; il se forme des petits noyaux d'engorgement qui prennent souvent l'aspect phlegmoneux, et deviennent l'origine de petits abcès circonscrits. Ces petits foyers purulents sont ordinairement multiples, peu douloureux par eux-mêmes; mais ils peuvent décoller la peau de la verge dans une certaine étendue et méritent d'attirer l'attention du praticien.

Le diagnostic des abcès érysipélateux est facile; les détails dans lesquels nous sommes entré nous paraissent suffisants pour les faire reconnaître. Nous devons dire cependant que les abcès diffus, surtout ceux du prépuce, peuvent facilement être méconnus. Le gonflement considérable et la douleur très-vive empêchent souvent de constater la fluctuation ; on devra toujours agir dans ces cas comme si on avait affaire à un phlegmon diffus.

Lorsque les antiphlogistiques et les émollients n'auront pu faire cesser la lymphite, il faut redouter la formation des abcès. S'il s'agit d'un phlegmon circonscrit, on pourra attendre que le pus soit réuni en foyer et que la fluctuation soit évidente avant de pratiquer l'ouverture. Mais, dans les suppurations diffuses, il faut prévenir les accidents par des incisions précoces, ne pas attendre la fluctuation. On sera d'autant plus autorisé à agir de cette façon que les accidents inflammatoires seront plus menaçants, qu'il y aura compression du gland, phimosis ou rétention d'urine. Enfin, si les accidents dont nous parlons survenaient chez un sujet affecté de phimosis congénital, il ne faut pas hésiter à fendre le prépuce suivant sa longueur et à réséquer les lambeaux. Cette opération aura le double avantage d'arrêter les progrès du mal et de débarrasser le malade d'une difformité gênante.

Dans cette opération il n'est pas nécessaire de réunir la plaie ; l'œdème inflammatoire du prépuce maintient en contact la peau et la muqueuse, et la cicatrisation s'opère parfaitement. Il y aurait même danger à appliquer des serres-fines ou tout autre moyen de réunion sur des tissus aussi enflammés.

ABCÈS GANGLIONNAIRES. — BUBONS BLENNORRHAGIQUES.

La plupart des auteurs anciens, en traitant de la gonorrhée, ont signalé le bubon comme un accident assez fréquent de cette maladie; mais beaucoup d'entre eux ont émis des opinions erronées sur le mode de formation de cet accident.

Heister attribuait le développement du bubon à la suppression brusque de la gonorrhée ou à l'insuffisance de l'écoulement; — Cowper, Boerhaave et Draske, à une altération de la lymphe; — Freke, à l'obstruction des orifices des glandes uréthrales et au transport du pus dans les glandes lymphatiques par les vaisseaux qui s'y rendent.

Ce fut vers 1754, époque à laquelle W. Hunter fit connaître les vaisseaux lymphatiques et le rôle qu'ils jouent dans l'absorption, que l'on attribua les bubons à l'absorption du pus par les lymphatiques et à son transport dans les ganglions. Mais cette théorie ne suffirait pas pour expliquer tous les cas d'engorgements ganglionnaires consécutifs à la blennorrhagie, et J. Hunter avait déjà observé que chez beaucoup de malades les ganglions s'enflammaient sans qu'on pût saisir aucune trace de phlegmasie dans les vaisseaux afférents de ces ganglions; il en avait conclu que l'absorption était encore la cause du bubon, et que les ganglions étaient plus irritables que les vaisseaux lymphatiques. Il avait admis deux variétés de bubons : 1° ceux qui se forment sur le trajet des gros vaisseaux lymphatiques du dos de la verge; ce sont les abcès que nous venons de décrire sous le nom d'abcès érysipélateux circonscrits; 2° les autres qui siégent dans les glandes lymphatiques.

Pour Hunter, le bubon blennorrhagique qui se terminait par suppuration était un signe de syphilis. Cette opinion est encore admise de nos jours par quelques praticiens, qui concluent, de la présence ou de l'absence du bubon, à la virulence ou à la non-virulence de l'écoulement, et par d'autres qui regardent la blennorrhagie comme une forme de la vérole, par ce seul motif qu'elle peut donner lieu à des engorgements ganglionnaires.

Nous n'entreprendrons pas de discuter ici ces différentes opinions. Nous nous contenterons de dire que l'adénite suppurée qui survient dans le cours d'une blennorrhagie ne présume rien sur la nature de cette maladie. Ce que nous dirons dans la suite suffira pour le démontrer.

Nous désignerons sous le nom de bubon blennorrhagique tout engorgement inflammatoire, suppuré ou non, des ganglions lymphatiques de l'aine consécutif à la blennorrhagie, qu'il soit produit par l'absorption du pus, par la continuité de l'inflammation ou simplement par l'irritation causée sur le système lymphatique par la phlegmasie de l'urèthre.

Il se développe en général au début ou pendant la période aiguë de l'écoulement, quelquefois vers la fin de la maladie ou lorsque la sécrétion a été arrêtée brusquement. Ce qui avait fait dire à Hunter qu'il y avait refoulement du pus vers les ganglions, opinion tout à fait inadmissible. Il n'y a pas plus métastase de la blennorrhagie sur les ganglions que sur le testicule. Le développement d'un bubon vers la fin de la blennorrhagie trouve presque toujours son explication soit dans une prédisposition individuelle du sujet, soit dans une cause extérieure indépendante de l'écoulement.

L'absorption du pus, comme cause essentielle des bubons, est évidente pour les maladies virulentes, comme le chancre mou où il est possible de retrouver dans le pus fourni par le ganglion le principe virulent non modifié; mais cela est moins démontré pour la blennorrhagie. Dans un certain nombre de cas, et ce sont les plus rares, on trouve en même temps qu'un engorgement ganglionnaire de l'aine une lymphite de la verge, caractérisée par des traînées rouges qui sillonnent la peau depuis le prépuce jusqu'au pubis, et qui correspondent à des vaisseaux lymphatiques enflammés que l'on sent parfaitement au toucher. On peut même suivre le trajet de ces lymphatiques depuis le limbe du prépuce jusqu'au ganglion tuméfié; mais, dans ces cas, on trouve souvent, pour expliquer cette lymphite, une balano-posthite ulcéreuse plus ou moins intense. De sorte que l'on peut également admettre qu'il y a eu absorption du pus ou transmission de l'inflammation au résau lymphatique, comme dans l'inflammation simple d'une plaie ou d'une piqûre de la peau.

Il est beaucoup plus fréquent d'observer le bubon sans lymphite; il faut alors admettre que le pus absorbé ou quelques particules fournies par l'inflammation uréthrale sont venus se fixer dans les ganglions et les enflammer après avoir traversé les vaisseaux lymphatiques sans les influencer. Enfin, dans beaucoup de cas, on ne saurait expliquer le développement du bubon autrement que par la sympathie qui existe entre les ganglions inguinaux et la muqueuse uréthrale.

Il ne faut pas oublier toutefois que les ganglions sont susceptibles de se tuméfier sous l'influence d'un grand nombre de causes qui peuvent agir indépendamment de la blennorrhagie, ou qui peuvent favoriser le développement d'un bubon chez un sujet déjà prédisposé à cette maladie par une blennorrhagie.

Nous pouvons donc diviser les causes du bubon blennorrhagique en efficientes et en prédisposantes. Les premières sont l'absorption du pus blennorrhagique, la propagation de l'inflammation par l'intermédiaire des vaisseaux lymphatiques et l'irritation produite sur le système lymphatique de la verge par l'inflammation de l'urèthre. Elles sont presque toujours aidées par les secondes, au nombre desquelles il faut ranger les prédispositions individuelles du sujet, le tempérament lymphatique ou scrofuleux, les violences extérieures, la marche, l'équitation, le coït, les excès pendant la période aiguë de l'écoulement, et peut-être aussi les moyens violents et intempestifs employés pour faire cesser brusquement la blennorrhagie.

Symptômes. Marche. — Le bubon blennorrhagique est ordinairement monoganglionnaire; il peut occuper un seul côté ou les deux côtés à la fois; il siége toujours dans les ganglions superficiels de la région inguinale, en général dans ceux qui avoisinent le plus la symphyse des pubis. Il est toujours précédé de quelques prodromes qui passent souvent inaperçus au milieu des symptômes propres à la blennorrhagie. Ce sont des douleurs vagues dans l'aine, qui s'irradient du côté de l'épine iliaque, qui augmentent pendant la marche et après chaque émission d'urine, et une sensibilité plus grande de la région. Un peu plus tard on trouve de l'empâtement dans le tissu cellulaire sous-cutané correspondant à un ganglion hypertrophié et douloureux au toucher. Ce ganglion, d'abord mobile et dur, devient de plus en plus fixe, la peau qui le recouvre devient rouge, le tissu cellulaire périganglionnaire, et les symptômes du phlegmon se déclarent. Cet état aigu persiste en général assez longtemps et se termine par résolution. Mais quelquefois aussi il se forme un abcès; on voit alors la tumeur de l'aine devenir plus saillante, plus rouge, très-douloureuse au toucher, se ramollir peu à peu et devenir fluctuante. Si le chirurgien n'intervient pas, l'abcès s'ouvre de lui-même par un ou plusieurs petits pertuis qui restent fistuleux. Mais, avant de se faire jour ainsi au dehors, le pus décolle la peau dans une étendue souvent considérable.

Dans quelques cas très-rares la phlegmasie du tissu cellulaire périganglionnaire prend les caractères de phlegmon diffus ou de l'érysipèle phlegmoneux, et se propage très-loin dans le tissu cellulaire sous-cutané. Chez un malade que nous avons vu à l'hôpital de la Charité, la blennorrhagie aiguë avait été suivie de deux bubons sans lymphite. Ces bubons avaient suivi leur marche très-aiguë et s'étaient terminés par suppuration. Malgré l'ouverture des abcès, l'inflammation phlegmoneuse a fait des progrès dans les parties voisines et a donné lieu à un érysipèle phlegmoneux qui a envahi une partie du tronc et des membres inférieurs, et a amené la gangrène du prépuce et d'une partie du scrotum.

Lorsque l'abcès ganglionnaire a été ouvert artificiellement, les borbs de l'incision restent longtemps bleuâtres, irréguliers, sans vitalité; mais très-rarement ils deviennent phagédéniques, à moins que le sujet ne soit cachectique. Jamais ils ne prennent l'aspect d'un chancre. Le pus qui s'écoule après l'incision est phlegmoneux et jamais inoculable; mais ce symptôme ne suffit pas pour établir la véritable nature du bubon. L'existence d'une blennorrhagie bien caractérisée n'empêche pas le développement d'un chancre dans une des régions qui fournissent des lymphatiques aux ganglions inguinaux, ni le développement d'un bubon syphilitique, scrofuleux ou symptomatique d'une érosion de la peau.

De ce que le pus du bubon n'est pas inoculable sur le sujet lui-même, on ne peut pas conclure, comme le pensait autrefois M. Ricord, que la blennorrhagie est simple; on peut seulement affirmer qu'elle n'est pas compliquée d'un chancre mou. Mais on ne peut pas dire qu'il n'y a pas un chancre induré dans l'urèthre, puisque ce chancre a précisément pour caractère de ne pas s'inoculer sur le sujet lui-même. Et si quelques auteurs ont été portés à considérer la blennorrhagie compliquée de bubons comme syphilitique, parce qu'ils ont observé à la suite de ces blennorrhagies des accidents de syphilis secondaire, ils est probable qu'ils ont eu affaire à des blennorrhagies compliquées de chancre induré du canal.

Il faut donc, lorsqu'on rencontre un bubon chez un sujet affecté de blennorrhagie, rechercher avec soin s'il n'est pas sous l'influence d'une des causes que nous venons de signaler. Ce diagnostic ne peut se faire qu'en comparant les symptômes qui sont propres à chacune de ces espèces de bubons.

Bubon scrofuleux. — La tumeur est volumineuse,

composée d'une masse ganglionnaire plus ou moins considérable, peu douloureuse ; les ganglions profonds de l'aine et ceux de la fosse iliaque sont tuméfiés, le système ganglionnaire tout entier est plus développé, l'inflammation est subaiguë, la marche essentiellement chronique, le pus séreux, mal lié, souvent mêlé de grumeaux assez semblables à du riz cuit.

Bubon du chancre mou. — Il est mono-ganglionnaire, très-douloureux, unilatéral ou bilatéral, suivant le siége du chancre ; situé au-dessus du ligament de Fallope, il forme une tumeur ovoïde à grand diamètre oblique de dehors en dedans ; il suppure presque toujours, et le pus est inoculable, pourvu qu'on le prenne dans la coque du ganglion. Sa situation dans le pli de l'aine est en rapport avec le siége du chancre, à la partie moyenne dans les chancres du gland et de la face interne du prépuce, plus près de la symphyse dans ceux du fourreau de la verge, et près de l'épine iliaque dans les chancres de la région anale. L'ouverture du bubon est un chancre.

Bubon du chancre induré. — Les ganglions superficiels de la région inguinale sont indurés, plus volumineux ; rarement un ou deux de ces ganglions forme une tumeur du volume d'une aveline ou d'une petite noix, la suppuration est exceptionnelle et ne porte en général que sur un seul ganglion, elle est très-rarement produite par le chancre lui-même, à moins qu'il n'ait été irrité par des cautérisations ou par toute autre cause, susceptible d'amener de l'inflammation autour de l'ulcération. Le pus de ce bubon n'est jamais inoculable.

Bubon blennorrhagique. — Il est monoganglionnaire, unilatéral ou bilatéral, douloureux, à marche lente, situé près de l'anneau inguinal externe, adhérent à la peau. La tumeur est mal limitée ; il se termine souvent par résolution sous l'influence du repos seulement; s'il suppure, le pus n'est jamais inoculable et l'ouverture n'est jamais un chancre; il accompagne une blennorrhagie aiguë très-douloureuse.

Bubon symptomatique d'un chancre mou de l'urèthre compliqué de blennorrhagie. — Il offre les mêmes caractères physiques que ceux que nous avons décrits plus haut; il est monoganglionnaire, mais il suppure toujours, sa marche est plus aiguë que celle du bubon blennorrhagique proprement dit. L'écoulement uréthral est moins abondant que dans la blennorrhagie simple, il est sanieux; lorsque le malade urine, il accuse une douleur fixe en un point limité du canal, où l'on peut souvent constater de l'induration. Si le chancre occupe la fosse naviculaire ou les lèvres du méat, on peut l'apprécier par la vue. Le pus qui sort de l'urèthre est inoculable sur le sujet même et reproduit un chancre.

Bubon blennorrhagique avec chancre induré dans l'urèthre. — Ce bubon a une très-grande ressemblance avec celui qui est symptomatique d'une uréthrite simple, il a une marche aiguë et ne suppure pas nécessairement; le pus n'est pas inoculable sur le sujet lui-même. Il est difficile de dire s'il est produit par la blennorrhagie ou par l'ulcération syphilitique, les deux causes peuvent agir isolément ou simultanément. Pour établir le diagnostic exact, il y a peu de symptômes caractéristiques: la forme, le siége et la marche de l'inflammation ganglionnaire sont tout à fait insuffisants. Cependant il est une circonstance qui devra toujours attirer l'attention du praticien et lui faire rechercher s'il n'y a pas un chancre induré dans l'urèthre, c'est l'existence de la pléiade ganglionnaire bi-inguinale, simultanément avec un bubon suppuré. Cette pléiade ganglionnaire n'est pas un signe pathognomonique du chancre induré, puisqu'on peut rencontrer les ganglions hypertrophiés chez les sujets lymphatiques ou scrofuleux, mais encore chez ces derniers on peut la différencier; nous savons déjà que les ganglions qui appartiennent à la syphilis sont *superficiels*, durs, petits, non adhérents entre eux et au tissu cellulaire ; qu'ils ne sont pas douloureux. Lors donc qu'on rencontrera ces lésions chez un sujet affecté de bubon et de blennorrhagie, on devra soupçonner un chancre; on pourra s'aider pour le diagnostic de l'examen attentif du canal de l'urèthre et de la nature du pus de l'écoulement. Le canal présente sur son trajet une induration appréciable au toucher, souvent douloureuse, surtout à chaque fois que le malade urine. Le pus est quelquefois sanguinolent, mais plus rarement que dans le chancre mou; il n'est pas inoculable. Dans ces cas, la blennorrhagie est suivie d'accidents secondaires qui se manifestent en général au bout de six semaines ou deux mois.

Adénite simple. — A la suite d'une écorchure, d'une piqûre de la peau ou de l'inflammation d'une plaie des membres inférieurs, il peut se développer une inflammation aiguë d'un ganglion de l'aine; mais, dans ces cas, la tumeur siége au-dessous du pli de l'aine, dans les ganglions du canal crural, elle est ovoïde, à grand diamètre dirigé verticalement, elle ne suppure pas toujours et le pus n'est point inoculable.

Nous ne parlerons pas ici du bubon d'emblée qui n'est qu'une hypothèse inventée pour masquer l'ignorance de la cause, ni des bubons qui surviennent pendant le cours d'une affection générale grave, une fièvre éruptive, le typhus, la peste, etc., ces tumeurs pouvant facilement être rapportées à leur véritable cause.

Pour compléter le diagnostic du bubon, nous devrions rappeler toutes les tumeurs de l'aine, telles que les hernies, les anévrysmes, les abcès froids, etc., mais cela nous entraînerait trop loin; il suffira d'être prévenu de la possibilité de semblables erreurs pour engager à prendre toutes les précautions désirables avant de pratiquer l'ouverture d'un bubon.

Les abcès ganglionnaires, à la suite de la blennorrhagie, sont graves à plusieurs points de vue. Ils sont une complication sérieuse qui oblige toujours à recourir à des moyens énergiques; car, lorsqu'ils se terminent par suppuration, la guérison se fait longtemps attendre, et il reste toujours une cicatrice indélébile; enfin parce qu'ils exposent à des dangers sérieux. Nous avons cité l'érysipèle gangréneux, les décollements de la peau, le phagédénisme; nous pourrions ajouter à ces complications tous les accidents des plaies en général.

Traitement. — Les antiphlogistiques sont très-utiles et très-importants au début; le malade devra garder le repos au lit. On appliquera des cataplasmes émollients, et, si l'inflammation a un caractère très-aigu, il ne faut pas hésiter à faire poser dix ou quinze sangsues sur la tumeur. Si l'inflammation cède, on reviendra aux émollients et aux résolutifs; on fera des frictions avec l'onguent mercuriel belladoné, avec la pommade à l'iodure de potassium iodurée. On emploiera souvent avec avantage, même dans la période aiguë, le vésicatoire appliqué sur la tumeur, suivant la méthode de

M. Velpeau. Dans le cas où la peau est amincie et la fluctuation très-grande, on pourra ouvrir l'abcès par des ponctions multiples. Nous avons vu employer ce moyen très-fréquemment et avec succès par M. Puche à l'hôpital du Midi. Enfin, certains chirurgiens préfèrent ouvrir très-largement les bubons et reséquer au besoin les parties décollées. Ce traitement est du reste le seul rationnel, lorsqu'il y a des décollements considérables et que la peau a perdu sa vitalité.

Pour compléter la thérapeutique du bubon blennorrhagique, nous devons aussi mentionner comme moyens résolutifs utiles les badigeonnages avec la teinture d'iode ou la solution d'iode de Guibourt.— A ces divers moyens on joindra un traitement con venable de la blennorrhagie.

DEUXIÈME CLASSE

ABCÈS GLANDULAIRES

Nous venons de voir que l'inflammation blennorrhagique de l'urèthre franchissait souvent les limites de la membrane muqueuse et produisait autour du canal des collections purulentes étendues. Nous avons vu aussi cette même cause réagir sur des parties plus éloignées, et, par l'intermédiaire des vaisseaux lymphatiques, déterminer des phlegmons sur le dos de la verge et des abcès dans les ganglions de l'aine. Il nous reste à étudier les effets de cette même maladie sur les glandes de l'urèthre. Il semblerait au premier abord que ces glandes, à cause de leurs connexions intimes avec la muqueuse enflammée, à cause de l'ouverture de leur conduit sans cesse en contact avec la sécrétion morbide, dussent être très-souvent influencées par la blennorrhagie; il n'en est rien cependant; les inflammations des glandes de l'urèthre sont excessivement rares. C'est à peine si nous avons eu occasion d'en observer dix cas, en deux années, à l'hôpital des Vénériens.

D'un autre côté, les abcès glandulaires sont souvent méconnus ou rapportés à des causes tout autres que la blennorrhagie. Les abcès folliculaires surtout sont souvent confondus avec des tumeurs solides de l'urèthre ou de la peau.

Les abcès glandulaires, à l'exception de ceux de la prostate dont on possède du reste un très-petit nombre d'exemples à la suite de la blennorrhagie, surviennent presque toujours pendant la période décroissante de l'écoulement, souvent même quand il n'existe plus qu'une sécrétion presque insignifiante.

Nous allons étudier les deux variétés que nous avons observées dans les hôpitaux : 1° les abcès des glandes de Cowper; 2° les abcès folliculaires ou kystes suppurés des follicules de Morgagni.

ABCÈS DES GLANDES DE COWPER (COWPERITE).

Nous avons donné, dans nos généralités, quelques notions anatomiques sur les glandes de Cowper, qui nous dispensent d'y revenir à propos des abcès. — L'inflammation de ces glandes est très-rare, et nous n'en connaissons aucun exemple, si ce n'est à la suite de la blennorrhagie. Il ne faudrait pas croire cependant que la connaissance de cette maladie soit toute nouvelle ; il en est fait mention dans la plupart des auteurs qui, depuis Cowper, ont écrit sur la dysurie et sur la gonorrhée ; plusieurs même faisaient jouer à l'inflammation de ces glandes un rôle très-important dans la persistance des écoulements blennorrhéiques. — Cowper, qui a donné le premier une description anatomique complète de ces glandes, pensait que la blennorrhagie se réfugiait souvent dans leur conduit, et qu'après la disparition des accidents aigus, la matière de l'écoulement était fournie par elles, d'où la difficulté de guérir certaines blennorrhées ; mais il ne parle pas de l'inflammation aiguë de ces glandes ni des abcès dont elles peuvent être le siége. Littre et Warren partagent les idées de Cowper au sujet de la blennorrhée. J.-L. Petit a donné une description assez complète des abcès qui siégent dans la glande ; Swediaur les a aussi décrits, et il les regarde comme une cause fréquente de dysurie. «La blennorrhagie, dit-il, donne lieu à des tumeurs dans les glandes uréthrales, qui deviennent à la fin en augmentant de volume la cause d'un rétrécissement qui d'abord gêne, puis finit tôt ou tard par intercepter totalement le passage de l'urine.» La glande tuméfiée forme une espèce de nœud ou protubérance dans le passage (T. Ier).

Mais aucun auteur n'avait donné une description complète de ces abcès avant M. Gubler, qui en a fait le sujet de sa thèse inaugurale. Ce travail résume tout ce qui a rapport à cette maladie. Depuis, rien n'a été publié sur ce sujet. Les auteurs classiques eux-mêmes n'ont fait que mentionner d'une manière succincte les abcès des glandes de Cowper parmi les accidents possibles de l'uréthrite.

M. Gubler divise l'inflammation des glandes de Cowper en aiguë et en chronique. La forme aiguë est la plus commune. C'est aussi la seule que nous ayons observée pendant deux années à l'hôpital des Vénériens. — Elle débute par la glande et s'étend ensuite rapidement à l'atmosphère celluleuse qui l'environne. Cette phlegmasie périglandulaire acquiert même très-vite une intensité telle que les symptômes qui se passent dans la glande se trouvent complétement masqués. — C'est pour cette raison que M. Vidal et M. Ricord lui ont donné le nom de *phlegmoneuse*. Lallemand l'appelle *parenchymateuse*. Nous la rangeons dans les abcès glandulaires, parce que c'est bien la glande qui est l'origine de l'inflammation des parties voisines.

La forme chronique de la cowperite n'a été observée qu'une seule fois par M. Gubler lui-même, et l'observation qu'il rapporte dans sa thèse ne laisse aucun doute sur la nature de la maladie. Il s'agit d'un malade affecté de blennorrhagie qui, après avoir présenté tous les signes d'une inflammation aiguë des glandes de Cowper, a présenté ensuite un écoulement purulent de l'urèthre qui a duré plusieurs semaines. On a pu s'assurer chez ce malade que le pus était bien fourni par la glande ; en pressant sur la tumeur du périnée, on faisait refluer le pus par l'urèthre. Cette observation, l'unique que nous connaissions, vient confirmer les idées émises par Cowper et par Swediaur, sur le rôle de ces glandes dans la blennorrhée.

La cowperite survient ordinairement à la fin d'une blennorrhagie aiguë. On a pensé que les sujets qui pratiquent le coït pendant la première période de l'écoulement y étaient plus prédisposés, on peut ranger également parmi les causes qui favorisent le développement de cette maladie, les marches forcées, l'équitation, les chutes ou les violences traumatiques sur le périnée, etc. Mais nous devons avouer que dans la plupart des cas que nous avons observés, il nous a été impossible de découvrir la véritable cause de la maladie.

C'est du vingtième au trentième jour à partir du début de l'écoulement, que la cowperite se déclare, c'est-à-dire à peu près dans le même temps que l'épididymite. mais jamais nous ne l'avons vue coïncider avec l'inflammation du testicule. On a répété à propos de la cowperite toutes les théories émises au sujet de l'orchite, mais, comme pour cette dernière affection, il n'y en a qu'une qui soit soutenable, c'est celle qui admet la propagation de l'inflammation de la muqueuse urèthrale à celle qui tapisse le conduit excréteur des glandes de Cowper; l'époque de l'apparition de la cowperite corpondant à l'existence de l'inflammation blennorrhagique dans la portion membraneuse du canal est une preuve à l'appui de la théorie.

En général une seule glande est affectée, celle du côté gauche plus souvent que celle du côté droit, c'est du moins une opinion qui a été émise par Morgagni et acceptée par M. Ricord. Mais elle est tout aussi peu fondée pour les glandes de Cowper que pour l'épididyme. Cependant sur quatre observations que nous avons sous les yeux, l'abcès s'est montré deux fois à gauche, une fois à droite et une fois des deux côtés à la fois.

Le premier symptôme de l'inflammation des glandes de Cowper est une douleur vive au périnée, immédiatement en arrière des bourses, qui s'exaspère par la marche, les frottements du pantalon et par la pression. Si on explore avec soin la région génitale du périnée on ne tarde pas à reconnaître par le toucher que la douleur est bien limitee à un point situé sur un des côtés du raphé, souvent à gauche, que dans ce point il existe profondément sous la peau une petite tumeur ovoïde, allongée, à peine grosse comme un haricot, mais dure et très-sensible à la pression. Cette tumeur augmente assez vite, s'arrondit, devient plus difficile à circonscrire, moins mobile et plus adhérente au tissu cellulaire périglandulaire, qui déjà participe à l'inflammation. La peau qui recouvre la tumeur cesse d'être mobile et devient rouge; la tumeur alors se développe plus rapidement et devient saillante à l'extérieur, elle se ramollit à son centre, où on peut quelquefois trouver de la fluctuation. Si on ne donne pas issue au pus par une ouverture artificielle, la peau s'amincit, se perfore, et l'abcès se vide à l'extérieur. — Mais, lorsque les choses sont ainsi abandonnées à la nature, on doit toujours redouter que l'inflammation phlegmoneuse ne s'étende au tissu cellulaire sous-cutané ou profondément dans les diverses couches du périnée, et ne produise des décollements considérables.

A moins que l'abcès ne soit très-étendu, on observe peu de symptômes généraux, mais, d'un autre côté, les troubles fonctionnels ne sont pas rares. J.-L. Petit et Swediaur ont signalé la rétention d'urine produite par le gonflement de la glande. Nous avons également remarqué dans tous les cas que nous avons observés une gêne plus ou moins grande dans l'émission de l'urine, et même une rétention complète, qui a cessé aussitôt après l'ouverture de l'abcès. — Suivant M. Gubler on devrait attribuer la dysurie à une cystite ou à une prostatite concomitante. C'est aussi l'opinion de M. Ricord. Le fait que nous venons de citer prouve surabondamment que le gonflement de la glande, ou plutôt la tumeur formée par l'abcès, peut certainement produire le même résultat. — Le mode de terminaison de ces abcès et l'analogie qu'ils présentent avec les abcès phlegmoneux péri-uréthraux semblent aussi venir à l'appui de cette opinion ; en effet, la cowperite s'ouvre quelquefois dans le canal de l'urèthre, nous en avons cité un exemple pris dans la thèse de M. Gubler. On doit donc admettre que, dans certains cas au moins, la tumeur se développe du côté de ce conduit. Le pus qui s'écoule après l'ouverture de l'abcès est phlegmoneux, souvent mêlé de sang.

On peut s'assurer, après l'évacuation du foyer, que le pus était contenu dans une poche fibreuse ordinairement cloisonnée et dans laquelle on peut faire pénétrer un stylet à 3 ou 4 centimètres de profondeur. On a prétendu que cette poche empêchait les infiltrations d'urine lorsque l'abcès venait à s'ouvrir dans le canal. Il n'en est rien cependant : lorsqu'il y a communication entre l'urèthre et le foyer purulent, l'urine pénètre dans la cavité abandonnée par le pus, la distend et s'infiltre dans la loge inférieure du périnée ; on en trouve plusieurs exemples dans le travail de M. Gubler.

La cowperite a une marche aiguë et se termine toujours par suppuration. On ne connaît qu'un seul exemple dans lequel cette maladie soit passée à l'état chronique. — L'abcès s'ouvre ordinairement à l'extérieur, rarement dans l'urèthre, quelquefois simultanément des deux côtés. — Ce mode de terminaison est le plus grave, parce qu'il reste toujours après la guérison de l'abcès une fistule urinaire très-difficile à guérir.

Nous avons dit que cette maladie était souvent méconnue ou confondue avec une autre affection ; pour se mettre à l'abri de toutes les causes d'erreur, il suffira de se rappeler les symptômes et les rapports anatomiques de la tumeur. Nous ne ferons que signaler les principales affections du périnée qui ont pu en imposer pour une cowperite et réciproquement : ce sont les abcès ordinaires, le furoncle, une inflammation des corps caverneux, un abcès urineux, une tumeur gommeuse, le testicule placé sous la peau du périnée.

Le phlegmon simple, le furoncle, les abcès, etc., ne coïncident pas toujours avec un écoulement uréthral et ne sont pas nécessairement situés sur un côté du raphé, au devant de la ligne bi-ischiatique. La tumeur gommeuse a une marche chronique : le testicule situé dans le périnée est une anomalie très-rare qu'on pourra soupçonner en faisant l'examen des bourses avant d'opérer; enfin l'inflammation des corps caverneux, si elle porte sur un côté seulement, pourra en imposer à première vue pour une cowperite; M. Ricord cite un cas de cette nature. On arrivera toujours, en remontant aux antécédents du malade et en recherchant bien la marche des symptômes, à éviter une pareille erreur.

La cowperite doit être traitée activement. Au début, on insistera sur les antiphlogistiques locaux, on fera une application de 10 ou 15 sangsues au périnée, on recouvrira la tumeur de cataplasmes émollients, on fera des frictions résolutives avec l'onguent mercuriel, mais bien rarement on empêchera la formation du pus. Aussitôt que l'abcès sera formé et qu'on pourra y soupçonner de la fluctuation, nous conseillons de l'ouvrir. Il vaut mieux faire une incision prématurée, qui favorisera l'ouverture de l'abcès à l'extérieur, que d'exposer, par un excès de prudence, le malade à avoir une perforation de l'urèthre et une infiltration d'urine.

ABCÈS FOLLICULAIRES. — KYSTES SUPPURÉS DES GLANDES DE MORGAGNI.

Ces abcès sont plus rares encore que les précédents. Il n'en est fait mention dans aucun ouvrage classique, et les auteurs qui se sont occupés de la blennorrhagie gardent le silence le plus complet à ce sujet.

Nous les avons toujours rencontrés sur des malades affectés de blennorrhée consécutive à une uréthrite très-intense. Leur mode de développement est facile à expliquer; nous avons déjà dit que la blennorrhagie qui durait longtemps pouvait déterminer l'hypertrophie des follicules de Morgagni. Hunter regardait cette lésion comme fréquente à la suite des gonorrhées qui avaient présenté des symptômes très-aigus. Avant lui, Cocburn, Littre et Swediaur, avaient admis que l'inflammation blennorrhagique pouvait se retirer dans les glandes de l'urèthre et surtout dans les follicules de Morgagni, que là elle échappait à l'action des moyens thérapeutiques et donnait lieu à une sécrétion muco-purulente très-difficile à guérir, dont ils avaient fait une espèce particulière de blennorrhée qu'ils appelaient glandulaire.

Les abcès folliculaires sont une conséquence de

cette blennorrhée glandulaire. L'inflammation finit par hypertrophier la muqueuse qui tapisse le follicule et son conduit excréteur et par oblitérer complétement ce dernier; il en résulte que l'inflammation se trouve pour ainsi dire enfermée dans l'enveloppe de la glande; le pus et le produit de la sécrétion normale de la glande, ne pouvant plus s'écouler au dehors, s'accumulent dans l'intérieur de la membrane fibreuse, la distendent, et finissent par donner lieu à une petite tumeur qui n'est autre chose que l'abcès que nous décrivons.

Dans les premiers jours de sa formation, cet abcès ou plutôt ce kyste est souvent méconnu. Ce n'est que lorsqu'il a déjà le volume d'un pois que le malade s'en aperçoit par hasard. Il se présente alors sous la forme d'une petite tumeur arrondie ou ovoïde, quelquefois bilobée, qui occupe la face inférieure de l'urèthre, auquel elle est attachée par un petit pédicule qui n'est autre chose que le conduit excréteur oblitéré et allongé. Cette tumeur est sous-cutanée, dure, mobile sous la peau, qui a conservé sa coloration normale; elle est peu ou pas sensible au toucher. Lorsqu'elle est ancienne et qu'elle a atteint le volume d'une noisette, elle se ramollit, et on peut quelquefois, par la palpation, reconnaître qu'elle est remplie par un liquide. Rarement la fluctuation y est bien manifeste. Ces abcès sont souvent multiples. Nous en avons observé jusqu'à trois chez un malade qui les portait depuis plus de quatre mois.

Les abcès folliculaires ont une marche essentiellement chronique et se rapprochent beaucoup par leurs symptômes et leur mode de terminaison des loupes du cuir chevelu. — Après être restés longtemps stationnaires, ils deviennent tout à coup douloureux au toucher, augmentent rapidement de volume, contractent des adhérences avec la peau qui les recouvre, et si on ne les ouvre pas, ils la perforent et se vident par un orifice très-étroit, qui reste fistuleux. Ils n'offrent pas les mêmes dangers que les abcès du tissu cellulaire péri-uréthral; ils n'ont aucune tendance à se faire jour dans le canal.

On pourrait confondre ces petites tumeurs à leur début avec une induration circonscrite du canal de l'urèthre, une tumeur solide développée dans le tissu cellulaire sous-cutané, ou dans la peau, un épanchement de lymphe plastique autour d'un rétrécissement, etc.; mais il suffira de remonter aux antécédents du malade et de se rappeler les symptômes que nous venons d'énumérer pour éviter l'erreur. Plus tard, lorsque l'abcès s'est ouvert, on ne confondra pas l'orifice fistuleux avec une fistule urinaire. L'examen des parties et la nature du liquide qui sort par l'ouverture, enfin l'exploration avec le stylet, ne permettront pas de conserver longtemps des doutes sur la nature de la maladie.

Il suffit, pour obtenir la guérison de ces abcès, d'inciser la peau jusqu'au kyste et de l'énucléer tout entier, comme on le fait pour les stéatomes du cuir chevelu, ou d'exciser simplement une portion de l'enveloppe fibreuse, en ayant soin de ne pas réunir la plaie. On n'obtiendra jamais la résolution de la tumeur par les moyens ordinaires.

PARIS. — IMPRIMERIE DE A. PARENT, RUE MONSIEUR-LE-PRINCE, 31.

www.ingramcontent.com/pod-product-compliance
Ingram Content Group UK Ltd.
Pitfield, Milton Keynes, MK11 3LW, UK
UKHW020216200726
13856UKWH00004B/1424